BEI GRIN MACHT SICH IHR WISSEN BEZAHLT

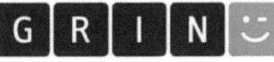

Bibliografische Information der Deutschen Nationalbibliothek:

Die Deutsche Bibliothek verzeichnet diese Publikation in der Deutschen National-
bibliografie; detaillierte bibliografische Daten sind im Internet über http://dnb.d-
nb.de/ abrufbar.

Impressum:

Copyright © 2015 GRIN Verlag, Open Publishing GmbH
Druck und Bindung: Books on Demand GmbH, Norderstedt Germany
ISBN: 9783668375031

Dieses Buch bei GRIN:

http://www.grin.com/de/e-book/350952/diabetes-in-deutschland-laesst-sich-der-
anstieg-an-erkrankungen-durch

Knut Müller

Diabetes in Deutschland. Lässt sich der Anstieg an Erkrankungen durch Prävention vermeiden?

GRIN Verlag

GRIN - Your knowledge has value

Der GRIN Verlag publiziert seit 1998 wissenschaftliche Arbeiten von Studenten, Hochschullehrern und anderen Akademikern als eBook und gedrucktes Buch. Die Verlagswebsite www.grin.com ist die ideale Plattform zur Veröffentlichung von Hausarbeiten, Abschlussarbeiten, wissenschaftlichen Aufsätzen, Dissertationen und Fachbüchern.

Besuchen Sie uns im Internet:

http://www.grin.com/

http://www.facebook.com/grincom

http://www.twitter.com/grin_com

Hochschule Bremen

Fakultät 3

Internationaler Studiengang Pflege- und Gesundheitsmanagement

Immer häufiger erkranken Menschen an einem Diabetes mellitus. Lässt sich dieses durch Prävention in Deutschland vermeiden?

Hausarbeit

Modul: 1271 Gesundheitswissenschaften Grundlagen und Anwendungen

Semester: Sommersemester 2016

Name: Knut Müller

Eingereicht am: 01.08.2016

Inhaltsverzeichnis

1 Einleitung

Der Auslöser, mich für diese Thematik bei einer Hausaufgabe zu entscheiden, liegt in meiner täglichen Arbeit auf einer internistischen Station in einem norddeutschen Krankenhaus. Dabei ist mir
aufgefallen, dass es seit Jahren zu einem Anstieg von Blutzuckermessungen und einer erhöhten
Verabreichung von Insulin im Krankenhaus gekommen ist, während – aufgrund einer zunehmenden
Arbeitsdichte auf den Stationen – einer Präventivarbeit kaum Zeit eingeräumt werden kann. Deshalb führten meine Beobachtungen zu der konkreten Fragestellung: „Immer häufiger erkranken
Menschen an einem Diabetes mellitus. Lässt sich dieses durch Prävention in Deutschland vermeiden?".

Eine Antwort auf diese Fragestellung benötigt fundierte Basisinformationen. Aus diesem Grund
werde ich zunächst einen geschichtlichen Abriss zum Thema Diabetes mellitus geben und dabei
aufzeigen, dass es diese Krankheit seit Jahrtausenden gibt und kein neuzeitliches Phänomen ist.

Das nächste Kapitel ist der aktuellen Definition von Diabetes mellitus gewidmet und typisiert die
verschiedenen Erscheinungsformen und Therapien.

Danach werde ich den aktuellen Sachstand zusammenfassen und dabei die Themen „Disease-
Management-Programm" und „Gesundheitsdefinition" vorstellen.

Anschließend werden Studien und Datenbanken näher betrachtet, um eine mögliche weitere Entwicklung aufzuzeigen.

Im folgenden Kapitel werden verschiedene Präventionsmethoden näher vorgestellt. Es geht in dieser Hausarbeit vorrangig um die Prävention von Diabetes Typ-2, da sich die anderen Diabetestypen
nur sehr schwer präventiv behandeln lassen, weil die Auslöser zu vielfältig und teilweise irreversi-
bel sind. Für einen Diabetiker des Typ-2 lassen sich jedoch im Vorfeld des Krankheitsausbruchs
beziehungsweise auch noch im Krankheitsverlauf geeignete Maßnahmen aufzeigen, die sich vor-
teilhaft auswirken. Über diese Präventionsmöglichkeiten wird ein ausführlicher Überblick gegeben.

James Gavin, ein amerikanischer Diabetologe, sagte 1997: „Der Diabetes mellitus gehört wegen
seiner globalen Verbreitung und Zunahme zu den nicht übertragbaren Seuchen. Die Krankheit hat
etwas, was sie nämlich bedeutsam harmlos erscheinen lässt, sie ist keine Infektionskrankheit."
(Austenat 2004, S. 2)

Aber nur weil Diabetes mellitus nicht ansteckend ist, ist es nicht harmlos! Das Gegenteil ist der
Fall, wenn man den Krankheitsverlauf, die Patientenzahlen, die Folgeerkrankungen und die damit
verbundenen Kosten im Gesundheitswesen betrachtet.

2 Geschichtlicher Hintergrund

In enger Anlehnung an Dietrich von Engelhardt (1989, S. 3–7) wird zunächst der geschichtliche Hintergrund von Diabetes Mellitus näher beleuchtet.

Bereits in einem Papyrus (1500 v. Chr.) der ägyptischen Hochkultur wird von einer Krankheit mit Symptomen von übermäßigem Harnfluss gesprochen, für die sogar spezifische Therapievorschläge gemacht wurden.

Der Name Diabetes (von dem griechischen Wort diabeinein = hindurch passieren) geht auf Demetrios aus Apamaia im 2. Jahrhundert v. Chr. zurück. Auch Bezeichnungen wie Durchfall im Harn, Durstkrankheit oder Wassersucht im Nachttopf sind bereits aus der Antike bekannt. Erst im 18. Jahrhundert wird sprachlich nach Diabetes insipidus und Diabetes mellitus differenziert und es entwickeln sich zahlreiche andere Bezeichnungen für weitere Nebenarten.

Der griechische Arzt Aretaios (etwa 81–138 n. Chr.) verfasst die erste ausführliche Beschreibung der Symptome von Diabetes: ein unerträglicher Durst, Brand in den Eingeweiden unter der Abgabe von hohen Urinmengen. Die Krankheit wurde von ihm dabei in zwei Stadien – chronisch und akut letal – unterteilt. Er hielt Diabetes für eine Magenerkrankung mit Vergiftung von Niere und Blase und empfahl als Therapie purgieren, milde Diät und Dampfbäder.

Galenos von Pergamon (129 bis etwa 199/214 n. Chr.) verneinte eine Magenerkrankung und benannte Diabetes als Nierenleiden. Ähnlich wie bei Durchfall vermutete er, dass es sich um ein unverändertes Ausscheiden von Flüssigkeit handelt. Seine Therapie schlug Überwindung der Saftschärfe, Verlangsamung der Blutbewegung und eine Kühlung der Nierenhitze vor.

Arabische Ärzte im Mittelalter setzen die antike Tradition fort und vertieften dabei die überlieferten theoretischen und therapeutischen Kenntnisse. Als Symptom des Diabetes galten Polyurie und Polydipsie, gefolgt von einer Abmagerung des Körpers. Es wurde vor geistiger körperlicher Anstrengung und sexuellem Engagement gewarnt (Rhazes, 830–930 n. Chr.), Avicenna (980–1037 n. Chr.) vermutet weiter ein Nierenproblem und Actuarius (13. Jahrhundert) behandelt Diabetes mit Rosenwasser. In der abendländischen Kultur finden sich kaum Hinweise zu diesem Thema. Allen Ärzten von der Antike bis zum Mittelalter ist dabei die Süße des diabetischen Harns nicht aufgefallen. Paracelsus (1493–1541) begründete Diabetes mit biochemische Prinzipien; er sprach von der Verderbnis der Säfte, bezog dies jedoch ursächlich auf Nierenprobleme. Erst 1674 entdeckte Thomas Willis (1621–1675) die Süßigkeit im Harn des Diabetikers. Dadurch entstand der Zusatz „mellitus". 1776 bestimmte Matthew Dobson (1735–1784) das Vorkommen von Traubenzucker im Harn durch Eindampfen, was später von weiteren Ärzten bestätigt wird. Willis war auch der erste Arzt, der einen Zusammenhang von Diabetes und sozialwirtschaftlichen Verhältnissen aufzeigte. Ärzte beobachteten einen Rückgang der Erkrankung beispielsweise in Kriegszeiten.

Der 1874 von Adolf Kussmaul geprägte Ausdruck Coma diabeticum, für die „eigentümliche Todesart bei Diabetikern" unterscheidet einen „diabete gras" und einen „diabete maigre", die unterschiedliche Therapien benötigen. Der Begriff „Insulin" wird 1909 von dem Belgier Jean de Meyer für das hypothetische Pankreashormon geprägt. Weitere Wissenschaftler übernahmen später auch die Bezeichnung, obwohl sie zunächst das Wort „Isletin" bevorzugt hatten.

Im Laufe des 19. Jahrhunderts wurden die Forschungen, insbesondere mit Tierversuchen, weitergeführt und es wurde erkannt, dass eine Disfunktion der Bauchspeicheldrüse ursächlich für Diabetes ist. Im frühen 20. Jahrhundert entdeckten die Wissenschaftler die Wirkung von Insulin und setzten es ein.

Auf dieser Basis wurde weitergeforscht, sodass heutzutage eine Fülle von Erkenntnissen zu Ursachen und Therapien des Diabetes mellitus bekannt sind. Die folgenden Kapitel führen diese genauer aus.

3 Diabetes mellitus – Definition und Typisierung

3.1 Definition

„Unter Diabetes mellitus werden heterogene Stoffwechselstörungen zusammengefasst, die durch eine vererbte oder erworbene Insulinresistenz oder auch durch Insulinsekretionsstörungen charakterisiert sind und hierdurch zu einer chronischen Hyperglykämie führen. Es werden zwei Formen des Diabetes mellitus (Typ 1 und Typ 2) unterschieden. Diabetes mellitus Typ 1 ist durch eine Zerstörung der Betazellen in den Langerhansschen-Inseln des Pankreas und einen hierdurch bedingten Insulinmangel charakterisiert. Diabetes mellitus Typ 2 schließt Insulinmangel, aber auch Defekte der Insulinsekretion mit Insulinresistenz ein und ist häufig auch mit anderen metabolischen Veränderungen verbunden" ([1][1]).

Am häufigsten ist Typ-2-Diabetes (an ihm erkranken fast 90 % aller diagnostizierten Patienten), gefolgt vom Typ-1-Diabetes. Eine zeitlich befristete Form ist der Schwangerschaftsdiabetes (Gestationsdiabetes). Gemeinsam ist allen Formen, dass die erhöhten Blutzuckerwerte zu verschiedenen Folgeerkrankungen, wie z. B. Herz-Kreislauf-Beschwerden, Nieren- und Nervenerkrankungen führen, können (vgl. [2]).

---

[1] Internetlinks sind in eckigen Klammern im Text kenntlich gemacht und werden unter Kapitel 7.2 „Internetquellen" ausführlich aufgelistet.

Nachfolgend werden die beiden Formen des Diabetes mellitus genauer erklärt. Da sich diese Hausarbeit mit der Frage der Prävention gegen Diabetes mellitus befasst, wird dabei verstärkt das Augenmerk auf den Typ 2 gelegt. Die Klassifikation des Diabetes mellitus folgt heute einer Einteilung nach einem pathophysiologischen Konzept (vgl. Hien, Böhm, Claudi-Böhm, Krämer & Kohlhas 2013, S. 18).

3.2 Diabetes mellitus Typ 1

Bei Typ-1-Diabetes wendet sich das körpereigene Immunsystem gegen den eigenen Körper, indem es die insulinproduzierenden Zellen der Bauchspeicheldrüse zerstört. Infolgedessen steigt der Blutzucker, da die Bauchspeicheldrüse weniger Insulin bilden kann. In erster Linie werden dafür erbliche Vorbelastungen verantwortlich gemacht und es wird vermutet, dass Umwelteinflüsse, wie beispielsweise Infektionskrankheiten, bei vorbelasteten Menschen den Typ-1-Diabetes begünstigen können. Er bricht hauptsächlich bei Kindern, Jugendlichen oder jungen Erwachsenen aus und wird deswegen auch „jugendlicher Diabetes" genannt. Die Patienten müssen sich lebenslang Insulin künstlich zuführen (vgl. [2]).

Der Typ-1-Diabetes beruht auf einem Mangel an Insulin infolge einer Zerstörung der insulinproduzierenden Beta-Zellen in den Langerhansschen-Inseln des Pankreas (vgl. Hien et al. 2013, S. 18–20).

Zu einer erblichen Veranlagung und äußeren Faktoren (wie beispielsweise Virusinfektionen) gilt heute als ursächlich auch eine Fehlsteuerung des Immunsystems als Auslöser. Es werden bestimmte weiße Blutkörperchen/T-Lymphozyten beschrieben, die sich speziell gegen die Beta-Zellen richten. Auch Antikörper gegen Beta-Zellen, gegen Glutamatdecarboxylase oder gegen Insulin sind bei Typ-1-Diabetikern nachgewiesen. Diese immunologischen Fehlfunktionen zerstören die insulinproduzierenden Zellen und so kommt es zum absoluten Insulinmangel, wodurch Glukose kaum noch aus dem Blut in die Körperzellen aufgenommen werden kann (vgl. [3]).

Wenn sich körpereigene Abwehrzellen gegen die eigenen Betazellen richten, lösen sie eine chronische Entzündung in den Langerhansschen-Inseln aus. Je früher im Leben dieser Entzündungsprozess beginnt, desto schneller verläuft er meistens. Da nach der Zerstörung der Betazellen im Pankreas kein Insulin mehr produziert wird, ist zur Behandlung immer eine Insulintherapie notwendig (vgl. [4])

Die WHO empfiehlt 2011 eine gesamtheitliche abgestufte Behandlung über

- Basistherapie
- Ernährungsumstellung
- Körperliche Beanspruchung

- Stabilisierung der Stimmung
- Medikamentöse Therapie
- Konventionelle Insulintherapie
- Intensivierte konventionelle Insulintherapie
- Kontinuierliche subkutane Insulin-Infusion.

3.3 Typ-2-Diabetes

Etwa 85–95 % der Menschen mit Diabetes erkranken an Typ-2-Diabetes, der früher auch als Altersdiabetes bezeichnet wurde, weil er vor allem Menschen in höherem Lebensalter betrifft. Aber die Patienten mit Typ-2-Diabetes werden immer jünger, denn Übergewicht und Bewegungsmangel, neben einer erblichen Prädisposition die Hauptursachen für einen Typ-2-Diabetes, treten durch einen ungesunden Lebensstil zunehmend bereits im früheren Lebensalter auf und bewirken, dass eine bereits im Körper vorhandene Unempfindlichkeit gegenüber Insulin verstärkt wird, sodass das Insulin seine Wirkung an seinem Zielort, den Zellmembranen, nicht richtig entfalten und den Zucker nicht in die Zellen bringen kann. Folge ist eine erhöhte Blutzuckerkonzentration, die zu Beginn meist ohne Anzeichen verläuft und häufig erst mit jahrelanger Verzögerung erkannt wird, wenn bereits Folgeerkrankungen aufgetreten sind. Der Typ-2-Diabetes und auch seine Vorstadien wie ein erhöhter Nüchternblutzucker sind im Zusammenhang mit anderen Risikofaktoren für Herz-Kreislauf-Erkrankungen zu betrachten und bilden zusammen die Faktoren das „Metabolische Syndrom".

Menschen mit einem Metabolischen Syndrom weisen laut Definition der Internationalen Diabetes-Föderation (IDF) folgende Merkmale auf:

- Bauchumfang ≥ 94 cm (Männer) bzw. ≥ 80 cm (Frauen)
- zusätzlich zwei der folgenden Faktoren:

  Triglyzeride ≥ 150 mg/dl oder entsprechende Therapie

  HDL-Cholesterin < 40 mg/dl (Männer) bzw. < 50 mg/dl (Frauen) oder entsprechende Therapie

  Blutdruck systolisch ≥ 130 mmHg oder diastolisch ≥ 85 mmHg oder blutdrucksenkende Therapie

  Nüchternglukose ≥ 100 mg/dl bzw. 5,6 mmol/l oder bekannter Typ-2-Diabetes 5 (vgl. [5]).

Bei einem Diabetes mellitus Typ 2 sind Insulinrezeptoren, welche sich speziell in den Skelettmuskelfasern befinden, zahlenmäßig hoch signifikant reduziert und haben eine verminderte Sensitivität für Insulin. Dementsprechend muss die Bauchspeicheldrüse vermehrt Insulin produzieren, um durch einen höheren Insulin-Blutspiegel eine Kohlenhydratdeponierung in den Muskelzellen zu erreichen. Ein erhöhter Insulinspiegel im Blut bedeutet gesundheitlich negative Auswirkung auf die Muskulatur, das Fettgewebe, die Leber und das Gehirn. So bewirkt Insulin eine Hemmung der Fettsäure-freisetzung aus Fettgewebe; Übergewicht und Fettleibigkeit werden hierdurch gefördert.

Typ-2-Diabetiker produzieren, im Gegensatz zu Typ-1-Diabetikern, über viele Jahre ihrer Erkrankung hinweg – jedoch im Laufe der Erkrankung nachlassend – noch Insulin, das aber nicht richtig an den Zellwänden wirken und in die Zellen transportiert werden kann, dies wird als Insulinresistenz bezeichnet.

Als primäre Therapie des Typ-2-Diabetes gelten die Ernährungsumstellung und ausreichende Bewegung.

Als ergänzende Therapie werden werden mittels oraler Antidiabetika (aktuell insbesondere Metformin) die noch vorhandene körpereigene Insulinproduktion und das vorhandene Insulin genutzt. Erst im weiteren Verlauf kann eine Insulintherapie nötig werden (vgl. [6]).

3.4 Schwangerschafts-/Gestationsdiabetes

Unter Gestationsdiabetes oder Schwangerschaftsdiabetes versteht man einen erhöhten Blutzucker-spiegel der werdenden Mutter während der Schwangerschaft. Er kann durch die Hormonveränderungen in dieser Zeit ausgelöst werden, sodass die Insulineigenproduktion nicht mehr ausreicht und zunächst eine Therapie mit Ernährungsumstellung erfolgt. Nur wenn diese Therapie nicht ausreicht, ist eine Insulintherapie nötig. Durch den erhöhten Insulinspiegel im Fruchtwasser besteht die Gefahr, dass die Kinder später eine erhöhte Veranlagung zum Diabetes Typ 2 haben können. Bei den Müttern verschwindet der Schwangerschaftsdiabetis zwar nach der Entbindung zunächst von selbst, kann aber bei einer Folgeschwangerschaft wieder in Erscheinung treten (vgl. [7]).

3.5 Sonstige Erscheinungsformen

Neben den vorgenannten Diabetestypen gibt es weitere, seltener auftretende Diabetesformen, die durch folgende Erkrankungen auftreten können:
– Diabetes ausgelöst durch genetische Defekte der Betazellen oder der Insulinsekretion
– Diabetes durch Bauchspeicheldrüsenentzündung (Pankreatitis), -verletzung oder -krebs
– Diabetes durch Eisenspeicherkrankheit (Hämochromatose) oder durch Schleimretention (zystische Fibrose bzw. Mukoviszidose)
– Diabetes durch Hormonstörungen (Cushing-Syndrom, Schilddrüsenüberfunktion)
– Diabetes durch Medikamente z. B. mit Kortison.
Die Therapie hängt jeweils von der Grunderkrankung bzw. Ursache ab.
Zwei weitere besondere Formen sind der LADA und der MODY.

- LADA (late autoimmune diabetes in adults) bedeutet, dass ein sich sehr spät und langsam entwickelnder Typ-1-Diabetes vorliegt, der ebenso mit Insulininjektionen zu behandeln ist.
- MODY (maturity onset diabetes in the young) ist eine monogenetisch bedingte Diabetesformen und wird auf Basis des zugrundeliegenden Defekts therapiert (vgl. [8]).

4 Aktueller Sachstand

Laut WHO waren im Jahr 2000 bereits 17.701.942 US-Bürger mit Diabetes mellitus registriert. Damit wurde im Vergleich zum Jahr 1997 eine Zunahme von knapp 1,8 Millionen Erkrankten verzeichnet. Alarmierend sind die Daten aus den USA, wonach sich die Zahl der Kinder und Jugendlichen, die an einem Diabetes Typ 2 erkrankt sind, zwischen 1982 und 1994 verzehnfacht hat. Die Weltgesundheitsorganisation erwartet für das Jahr 2030 in den USA über 30 Millionen Diabeteserkrankte insgesamt. Jeder dritte Amerikaner des Jahrgangs 2000 wird als 40-Jähriger ein Diabetiker sein. Das geht aus einer Hochrechnung des Journal of the American Medical Association JAMA (November 03/2015) hervor.

Dieser Trend gilt jedoch nicht nur für die USA. Auf allen Kontinenten ist die Zahl der Erkrankungen an Diabetes mellitus beunruhigend weiter angestiegen. Der Diabetes mellitus ist die häufigste chronische Stoffwechselstörung des Kindes- und Jugendalters, in Deutschland leiden etwa 7–8 % der Bevölkerung an einem Diabetes mellitus. In allen westlichen Industrienationen nimmt die Zahl der Erkrankten in allen Altersgruppen stetig zu, dabei wird die Inzidenz der Erkrankung für alle Altersgruppen mit etwa 360/100000 pro Jahr angenommen, wobei in der Gruppe der über 60-Jährigen von etwa 1200/100000 pro Jahr ausgegangen wird.

Die Prävalenz des Diabetes steigt mit dem Alter deutlich an. Im höheren Lebensalter liegt sie bei bis zu 20 %. Bis zum 70. Lebensjahr sind Männer, danach Frauen stärker betroffen. In den neuen Bundesländern wurde in allen Bevölkerungsgruppen höhere Prävalenz als in den alten Ländern beobachtet (vgl. Thefeld 1999, S. 85–89).

Moderne Therapie- und Behandlungsformen ermöglichen den Betroffenen heute ein weitestgehend normales Leben mit dieser Erkrankung. Die Belastungen des Diabetes mellitus und die Anforderungen, die ein eigenverantwortlicher Umgang mit dem Diabetes mellitus an die Betroffenen und auch ihre Angehörigen stellt, sollten jedoch nicht bagatellisiert werden. Die Faktoren sind je nach Diabetestyp, Therapieform und Schwere der Erkrankung sehr unterschiedlich und hängen von den persönlichen Ressourcen und dem Umfeld der betroffenen Person ab. Insgesamt ist die Lebensqualität bei Diabeteskranken niedriger als in der deutschen Allgemeinbevölkerung (Schunk 2012, S. 88–95).

Der zunehmend beschleunigte Alltag beeinflusst unter anderem auch das Ernährungs- und Bewegungsverhalten. Auch die Nahrungsaufnahme muss heutzutage immer schneller gehen, Anreize wie Kioske, Imbissbuden und Fast-Food-Restaurants ermöglichen es, dahingehendw Bedürfnisse schnell zu befriedigen. Dabei zeigen sich soziale Unterschiede: Frauen und Menschen der oberen Bildungsgruppen achten immer noch mehr als Männer und Angehörige der unteren Bildungsgruppen auf gesunde Ernährung, beispielsweise dem täglichen Essen von Obst und Gemüse (Mensink et al. 2013, S. 609–613).

Auch die körperliche Bewegung wird auch heute noch in ihrer Bedeutung unterschätzt. Dabei verbessert sie, gemäß den Empfehlungen der WHO 2011, die Glukoseaufnahme und -verwertung in der Skelettmuskulatur und trägt damit entscheidend dazu bei, den Blutzuckerspiegel zu senken.

Die aus Diabetes mellitus folgenden Begleit- und Folgeerkrankungen sind eine große Herausforderung. Erkrankte haben neben den Herz-Kreislauferkrankungen ein etwa zweifach erhöhtes Risiko zu erblinden, ein fünffach erhöhtes Risiko, eine Nierenersatztherapie zu erhalten, ein zweifaches bzw. vier- bis sechsfach erhöhtes Risiko für eine Amputation der unteren Extremitäten (Icks 2011, S. 90–96).

Nachfolgend möchte ich auf zwei wesentliche Punkte eingehen, die nach der Diagnose Diabetes mellitus von besonderer Bedeutung sind.

4.1 Disease-Management-Program

Der langfristige Verlauf des Diabetes hängt entscheidend von einer erfolgreichen Selbstbehandlung des Patienten ab. Maßnahmen müssen von dem Betroffenen eigenverantwortlich und dauerhaft im Alltag umgesetzt werden. Die Schulungsmaßnahmen, in denen die Patienten die notwendigen Kompetenzen und Selbstmanagementfertigkeiten für den tagtäglichen Umgang mit ihrer Erkrankung erwerben, sind daher ein wesentlicher und unverzichtbarer Bestandteil jeder Diabetes-Therapie.

Das Wissenschaftliche Institut in Hamburg beobachtete die Entwicklung der DMP in der Bundesrepublik Deutschland. Studien und systematische Reviews zeigen grundsätzlich gute Evidenzen dafür, dass sich durch strukturierte Versorgung bzw. Disease-Management-Program die Befindlichkeit stark Diabeteskranker erheblich verbessern lässt. Im Fall einer Erkrankung an Diabetes mellitus wird u. a. eine bessere Blutzuckereinstellung erreicht. Das Disease-Management-Program Diabetes mellitus Typ II sieht vor, dass sich einzelne Versorgungsparameter, z. B. Durchführung von Therapiekontrollen wie die Blutzuckerselbstkontrolle und Augenhintergrunduntersuchungen, bei eingeschriebenen Patienten bereits im ersten Jahr der Laufzeit positiv veränderten. In geringem Maße wurden auch die Stoffwechseleinstellung (HbA1C-Wert) sowie die Blutdruckkontrolle verbessert.

Das Disease-Management-Program stärkt in der Regel die hausärztliche Versorgungsrolle, da es die strukturierte Versorgung im primärärztlichen Versorgungsrahmen fokussiert (Deutsches Ärzteblatt Jg. 108, Heft 10, 11.3.2011).

Das bedeutet, dass es als sinnvoll angesehen werden kann, im Falle einer Diabetes-Diagnose an einem Gesundheitsprogramm teilzunehmen. Dafür sollte jedoch der Begriff „Gesundheit" zunächst näher betrachtet werden

4.2 Gesundheitsdefinition

1948 definiert die WHO den Begriff „Gesundheit" mit zwei zentralen Bestimmungen, die sich allerdings widersprechen:

- Gesundheit ist ein absoluter Zustand, d. h. eine perfekte und vollständige Utopie.

Aber auch:

- Gesundheit ist das Grundrecht eines jeden Menschen, das heißt Teil seiner Emanzipation und sein universellen Mensch-Seins.

Damit betonte die WHO schon damals, dass Gesundheit mehr als die Abwesenheit von Krankheit ist, gleichzeitig wird deutlich, dass die Begriffe „Gesundheit" und „Krankheit" als Gegenpole betrachtet werden.

1986 veröffentlichte die Weltgesundheitsorganisation die sogenannte „Ottawa Charta für Gesundheitsförderung", die zum grundlegenden Dokument einer neuen Gesundheitsauffassung und Gesundheitsstrategie weltweit werden soll.

In ihr werden die fünf wichtigsten Handlungsbereiche der Gesundheitsförderung definiert:

1. Eine gesundheitsfördernde Gesamtpolitik entwickeln

2. Gesundheitsförderliche Lebenswelten schaffen

3. Gesundheitsbezogene Gemeinschaftsaktionen unterstützen

4. Persönliche Kompetenzen entwickeln und

5. Gesundheitsdienste neu orientieren (Kickbusch & Hartung 2013, S. 45–59)

In der von der WHO offiziell genehmigten Übersetzung [9] steht folgender Satz: „Gesundheit wird von Menschen in ihrer alltäglichen Umwelt geschaffen und gelebt: dort, wo sie spielen, lernen, arbeiten und lieben. Gesundheit entsteht dadurch, dass man sich um sich selbst und für andere sorgt, dass man in die Lage versetzt ist, selber Entscheidungen zu fällen und eine Kontrolle über die eigenen Lebensumstände auszuüben sowie dadurch, dass die Gesellschaft, in der man lebt, Bedingungen herstellt, die all ihren Bürgern Gesundheit ermöglichen."

Bezieht man diese Aussage explizit auf Diabetes mellitus, so wird klar, dass der Gefährdung vor beziehungsweise der Diagnose von dieser Krankheit, nur durch präventive Maßnahmen unter Berücksichtigung der jeweiligen Lebensumstände entgegengewirkt werden kann, um eine möglichst große Abwesenheit von „Krankheit" – also auch Folgeerscheinungen, Beeinträchtigungen der Lebensqualität – zu erreichen.

Gesundheit und Gesundheitsförderung werden mit der neuen Definition immer mehr Gewichtung erhalten; Gesundheitsprogramme können auch international Erkenntnisse liefern. In Deutschland umfasst das Interesse an Gesundheit allerdings nicht nur Gesundheitsprogramme im Gesundheitssystem, sondern es werden immer mehr „Wellnessumgebungen" angeboten: von einem Urlaub für Diabetiker mit Ernährungsumstellung, Diabetes- und Gewichtsreduktion mittels Wochenendlehrgang oder im Fitnessstudio. Die Firma Dostal & Partner Management Beratung veröffentlichte 2012 eine Studie, in der sie von 180 Milliarden Euro Gesamtvolumen des zweiten Gesundheitsmarktes ausgeht und dabei den Bereichen Wellness, Gesundheitsversorgung und Gesundheitstourismus ein Volumen von 80 auf 90 Milliarden Euro pro Jahr prognostiziert (Dostal/Dostal 2012). Eine Möglichkeit, die Kosten des Gesundheitswesens als auch des zweiten Gesundheitsmarktes zu reduzieren, sind präventive Maßnahmen.

5 Erkenntnisse aus Studien

Um im weiteren Verlauf meiner Hausarbeit zu der Frage nach möglichen Präventionsmaßnahmen zu kommen, werden in diesem Kapitel einige Studien bzw. Datenbanken aufgeführt, die Informationen über die Ausgangslage bei und den Behandlungsverlauf von Diabetes mellitus vermitteln.

5.1 HYDRA-Studie (Wagner et al. 2003; [10])

„Unter dem Akronym HYDRA (Hypertension and Diabetes Risk Screening Awareness Study) wurde die weltweit größte Studie zu Prävalenz, Diagnostik und Therapie von arterieller Hypertonie, Diabetes mellitus und deren Folgeerkrankungen in der hausärztlichen Praxis initiiert." (Ebd., S. 311)

Damit lieferte die Studie neue und unabdingbare Erkenntnisse zur Häufigkeit, Dauer und Schwere der beiden Erkrankungen. Sie informiert zudem über die aktuelle Qualität der hausärztlichen Versorgung u. a. hinsichtlich Diagnosegüte, Therapie sowie dem angesichts der Altersstruktur ansteigenden Versorgungsaufwand und -bedarf.

Durchgeführt wurde die Studie an zwei Stichtagen im September 2001 und ausgewertet wurden insgesamt 45.125 erhobene Patientendaten aus 1912 Arztpraxen.

Hintergrund war die Tatsache, dass arterielle Hypertonie und Diabetes mellitus hoch prävalente Erkrankungen mit beträchtlicher gesundheits-ökonomischer Relevanz sind. Ziel der HYDRA-Studie war eine bundesweit repräsentative Erfassung dieser Erkrankungen – die bedeutsame, aber auch vermeidbare Ursachen für Invalidität und frühen Tod sind – in Allgemeinarztpraxen und die daraus abzuleitenden möglichen Verbesserungsansätze für die Patientenversorgung.

Zu den Messinstrumenten zählten ein Vorbogen für den Arzt zur Beschreibung der generellen Praxiseigenschaften, ein Patientenfragebogen sowie ein Arztfragebogen, der neben patientenspezifischen Daten auch Laboruntersuchungen einschloss.

Im Ergebnis zeigte die HYDRA-Studie, dass fast jeder zweite Patient der HYDRA-Studie von arterieller Hypertonie betroffen ist und bei jedem fünften Diabetes mellitus vorlag. Es wurde deutlich, dass beide Krankheiten häufig gemeinsam auftreten und bei nahezu 80 % dieser Patienten zusätzlich zur Grunderkrankung noch weitere Erkrankungen vorliegen, die die Gesundheit weiter verschlechtern.

Aus den HYDRA-Daten lässt sich ableiten, dass der multimorbide Patient in der Allgemeinarztpraxis die Regel ist und die damit verbundenen Probleme hinsichtlich der Patientenversorgung den Allgemeinarzt vor große Herausforderungen stellen, was effektivere Patienten- und krankheitsgerechte Behandlungsstrategien notwendig macht. Besonders bei arterieller Hypertonie und Diabetes mellitus trägt eine Früherkennung und frühzeitige Intervention entscheidend dazu bei, die fortschreitende Entwicklung in Richtung kostenintensiver Folgeerkrankungen zu vermeiden.

5.2 DIAB-CORE Verbund (Schipf 2013, S. e78–e86; [11])

DIAB-CORE ist ein vom Bundesministerium für Bildung und Forschung im Rahmen des Kompetenznetz Diabetes geförderter Verbund in Deutschland, der u. a. Fragen zur regionalen Verteilung von Typ-2-Diabetes untersucht. Hierfür wurden fünf große regionale Studien mit vergleichbarem Studiendesign zusammengebracht:

- SHIP („Study of Health in Pomerania", Nordosten),
- CARLA („Cardiovascular Disease, Living, and Ageing in Halle Study", Mitteldeutschland),
- HNR („Heinz Nixdorf Recall Study", Westen),
- DHS („Dortmunder Gesundheitsstudie", Westen)
- KORA („Kooperative Gesundheitsstudie im Raum Augsburg", Süden).

Um Informationen zur Neuerkrankungsrate an Typ-2-Diabetes aus den verschiedenen Regionen zu erhalten, wurden in den Jahren 1997 bis 2006 „Basisdaten" erhoben. Einbezogen in die aktuelle Analyse wurde, wer zu diesem Zeitpunkt die Frage nach einem ärztlich festgestellten Typ-2-Diabetes oder einer antidiabetischen Medikation verneint hatte, zwischen 45 und 74 Jahre alt war und an der Folgestudie in den Jahren 2002 bis 2010 teilgenommen hatte.

Auswertungen der fünf Studien legen nahe, dass sich die beobachteten regionalen Unterschiede bei den Neuerkrankungsraten u. a. auf eine ungleiche regionale Verteilung von Risikofaktoren für Typ-2-Diabetes zurückführen lassen (erhöhter Taillenumfang, Bluthochdruck und eine strukturelle Benachteiligung der Region [beispielsweise das Nord-Ost-Gefälle]).

In der vorliegenden Untersuchung war der Body Mass Index (BMI) in allen Regionen am deutlichsten mit Neuerkrankungen an Typ-2-Diabetes verknüpft. Vor diesem Hintergrund zeigen andere Daten aus den Jahren 1998 bis 2011 einen alarmierenden Trend: Der Anteil Erwachsener (18–79 Jahre) mit einer Adipositas ist innerhalb eines Jahrzehnts von 18,9 % auf 23,3 % (Männer) und von 22,5 % auf 23,9 % (Frauen) angestiegen – vor allem in der Gruppe der Jüngeren. Der Anteil übergewichtiger (d. h. noch nicht adipöser) Erwachsener blieb im Vergleich weitgehend stabil (Männer: 67,1 %; Frauen: 53,0 %). Die Studienteilnehmer aus den fünf Regionen des DIAB-CORE Verbundes unterschieden sich nicht hinsichtlich des BMI, wiesen in Halle und im Nordosten jedoch höhere Taillenumfänge als im Süden und Westen auf.

5.3 Epidemiologische Kohortenstudie – Blutzuckerselbstkontrolle bei Typ 2 Diabetes und Langzeitergebnisse [12]

Ziel dieser Studie war es, epidemiologische Daten für die Blutzuckerselbstkontrolle zu gewinnen, um einen Zusammenhang zwischen der Blutzuckerselbstkontrolle und der Morbidität und Mortalität zu erheben.

Dafür wurde eine Liste von mehr als 3 000 Ärzte (nach dem Zufallsprinzip ausgewählte Hausarztpraxen in ganz Deutschland) kontaktiert. Insgesamt wurde aus 192 Praxen (143 Allgemeinmediziner, 49 Internisten) Datenmaterial von mehr als 3000 Patienten erhoben, bei denen erstmals zwischen dem 1. Januar 1995 und dem 31. Dezember 1999 ein Typ-2-Diabetes diagnostiziert wurde. Lediglich die Patienten, für die sowohl zum Zeitpunkt der Diabetesdiagnose als auch für mindestens ein darauf folgendes Jahr Daten über Alter, Geschlecht, Diabetestherapie und Blutzuckerselbstkontrolle vorlagen, wurden aufgenommen. Die Phase der Datenerhebung dauerte von November 2003 bis Juni 2004 und letztendlich wurden die Daten von 3268 Patienten ausgewertet.

Als Ergebnis konnte festgestellt werden, dass im Anschluss an die Diabetesdiagnose 54 % der Patienten zunächst keine medikamentöse Behandlung erhielten. Dieser Prozentsatz sank bis zum achten Jahr des Beobachtungszeitraums auf 12,7 %. Entsprechend erhöhte sich der Anteil der Patienten, die während des Beobachtungszeitraums mit blutzuckersenkenden Medikamenten behandelt wurden. Der Anteil der Patienten unter Insulin-Monotherapie stieg von 2,9 % auf 16,8 %, der Anteil unter einer Kombinationstherapie mit Insulin von 0,7 % auf 4,9 %. Der Prozentsatz der Patienten, die Insulin in Kombination mit anderen oralen Antidiabetika erhielten, erhöhte sich von 1,7 % auf 10,8 % und der Prozentsatz der mit Metformin behandelten Patienten von 18,9 % auf 43,2 %. Der entsprechende Anteil an Patienten unter Sulfonylharnstoffen stieg von 27,2% auf 44,8 %. Der Anteil der Patienten in der Blutzuckerselbstkontroll-Gruppe und in der Gruppe ohne Blutzuckerselbstkontrolle, die mindestens ein Jahr lang mit blutzuckersenkenden Medikamenten behandelt wurden, betrug 46,6 % gegenüber 7,0 % für Insulin, 65,7 % gegenüber 47,9% für Metformin, 66,9 % gegenüber 49,3 % für Sulfonylharnstoffe. Zwischen der Blutzuckerkontrolle und dem jeweils ausgewählten Typ oraler Antidiabetiker zeigten sich keine Interaktionen. Die Patienten in der Blutzuckerselbstkontroll-Kohorte wiesen signifikant mehr Besuche bei ihrem behandelnden Arzt auf. Während des Beobachtungszeitraumes kam es bei 293 Patienten zu einem nicht tödlichen Endpunkt. Von diesen Patienten hatten vor dem Ergebnis 186 keine Blutzuckerselbstkontrolle und 107 Patienten eine Blutzuckerselbstkontrolle durchgeführt. Die resultierende Inzidenz nicht-tödlicher Endpunkte in beiden Kohorten betrug 10,4% bzw. 7,2 %. Von 120 Patienten 3,7 % die im Verlauf des Beobachtungszeitraumes verstarben, hatten 79 keine Blutzuckerselbstkontrolle und 41 hatten eine Blutzuckerselbstkontrolle durchgeführt, was eine Inzidenzrate von 4,6 % bzw. 2,7 % für tödliche Endpunkte in beiden Gruppen entspricht. Die Kaplan-Meier-Analyse ergab für alle untersuchten Zeitpunkte eine längere Überlebenszeit von Patienten mit Blutzuckerselbstkontrolle

Die Gegenüberstellung von Patienten mit Typ-2-Diabetes, die eine Blutzuckerselbstkontrolle durchführten und solchen, die keine Blutzuckerselbstkontrolle durchführten, zeigte in dieser epidemiologischen Kohortenstudie Unterschiede im klinischen Ergebnis.

Nach der Adjustierung auf mögliche Störvariablen kann darauf geschlossen werden, dass die Blutzuckerselbstkontrolle während des Beobachtungszeitraums mit einer Verringerung der kombinierten nicht tödlichen Endpunkte um 32 % ungeachtet einer Zunahme mikrovaskulärer Ereignisse- und einer Verringerung der Mortalität um 51 % verbunden war. Dieser erhebliche Unterschied blieb auch erhalten, wenn nur diejenigen Patienten ausgewertet wurden, die keine Insulintherapie erhielten oder wenn die statistischen Adjustierung für die jeweilige Form der antidiabetischen Behandlung bei den Patienten in den beiden Kohorten durchgeführt wurden.

Damit kann festgestellt werden, dass die Krankheit zwar nicht verhindert, ein herausgezögerter Verlauf unter Nutzung der Blutzuckerselbstkontrolle aber aufgewiesen werden kann.

6 Prävention

Die weltweit ansteigende Häufigkeit der Typ-2-Diabetes-Erkrankungen hat individuelle und gesellschaftliche Belastungen zur Folge, die mit dieser Erkrankung einhergehen. Insbesondere den Begleiterscheinungen und Spätschäden gilt es entgegenzuwirken. Caplan (1964) und Laaser & Hurrelmann (2000) unterscheiden verschiedene Inhalte der Prävention:

6.1 Primärprävention

Die Aufgabe von Primärprävention ist die Verhinderung des Neuauftretens einer Krankheit, bei der der pathogenetische Prozesses durch die Eindämmung bzw. Ausschaltung von Krankheitsursachen oder eine Stärkung von Abwehrmechanismen, wie im Fall von Impfungen, verhindert wird. Der Begriff Prävention greift aber auch dort, wo es um eine Verhinderung eines fortgeschrittenen pathogenen Zustands bis hin zum Tod geht.

6.2 Sekundärprävention

Die Sekundärprävention dient der Krankheitsfrüherkennung und Krankheitseindämmung. Die Betroffenen haben meistens keine wahrnehmbare Krankheitssymptomatik, aber der pathogenetische Prozess hat bereits begonnen. Ein klassisches Beispiel für sekundärpräventive Maßnahmen sind individuelle Krankheitsfrüherkennungsuntersuchungen und Massen-Screenings (z. B Mammografien). Die später beschriebene Blutzuckerselbstkontrolle als eigenverantwortliche Methode wird als Sekundärprävention eingeordnet.

6.3 Tertiärprävention

Diese Präventionsart liegt immer dann vor, wenn eine Krankheit oder ein unerwünschter Zustand bereits manifest geworden ist. Patienten, die Maßnahmen der Tertiärprävention erhalten, sollen konsequent eine Erkrankung in ihrer Intensität mildern und Folgeschäden vermeiden. Rückfällen bzw. weiteren Manifestationen sollen damit vorgebeugt werden. Teilweise wird auch dafür plädiert, auf den Terminus Tertiärprävention ganz zu verzichten (Mrazek und Häggerts 1994). Moderne Therapie- und Behandlungsformen ermöglichen den Betroffenen heute ein weitestgehend normales Leben mit dem Diabetes. Die Belastungen der Erkrankungen und die Anforderungen, die ein eigenverantwortlicher Umgang mit dem Diabetes an die Betroffenen und auch ihrer Angehörigen stellt, sollten jedoch nicht bagatellisiert werden. Diese sind je nach Diabetestyp, Therapieform, Schwere der Erkrankung etc. sehr unterschiedlich und hängen natürlich von der persönlichen Einstellung ab (Deutsches Diabetes Zentrum 2001). Zudem gibt es eine internationale Deklaration zur Verbesserung der Situation von Menschen mit Diabetes. Die europäische Deklaration von St. Vincent im Jahr 1989 wurde auch von Deutschland unterzeichnet (Diabetes Care and Research in Europe 1989).

6.4 Präventionsmaßnahmen bezogen auf Diabetes mellitus Typ 2

Individuelle Einschränkungen der Lebensqualität und Lebenserwartung und soziale Belastungen bei Diabetes mellitus sind heute durch diabetesbezogene Begleit- und Folgeerkrankungen bedingt, die aus der Schädigung der Gefäße resultieren. Sie betreffen vor allem die Augen (Retinopathie bis hin zur Erblindung), die Niere (Nephropathie mit Gefahr des Nierenversagens) und die Nerven (Neuropathien, vor allem mit diabetischem Fußsyndrom, das im Extremfall zu Amputation führen kann).

Die bei Personen mit Diabetes gehäuften Herz-Kreislauferkrankungen sind die Hauptursache für die erhöhte Sterblichkeit. Gefäßkrankheiten, Arteriosklerose treten im Vergleich zu Personen ohne Diabetes früher auf, schreiten rascher voran und führen häufiger zu schweren Komplikationen wie Herzinfarkt und Schlaganfall (Icks 2011, S. 95).

Nach dem Stand des heutigen Wissens sind für eine Prävention des Typ-2-Diabetes vor allem Faktoren bedeutend, die die Lebensweise der Menschen betreffen. Neben der Vermeidung von Übergewicht kommt vor allem der Bewegung eine entscheidende Bedeutung zu.

Sinnvoll ist es, zunächst die Zielgruppe präventiver Maßnahmen zu definieren. Zum einen zielt Prävention im Sinne der Primärprävention auf die Allgemeinbevölkerung ab, vor allem auf Personen, die kein bereits bestehendes erhöhtes Risiko für das Auftreten eines Typ-2-Diabetes tragen. Hier gilt gleiches wie für die Prävention der Adipositas.

Zum anderen richtet sich Prävention – hier könnte man bereits von Sekundärprävention sprechen – an Personen, bei denen ein erhöhtes Risiko für das Auftreten eines Diabetes vorliegt. Dies sind insbesondere solche mit bestehenden Übergewicht oder einer „prädiabetischen" Stoffwechsellage. Bei Personen mit diesen bereits bestehenden Krankheitszeichen besteht eventuell auch eine erhöhte Motivation zur Veränderung.

Studien aus Finnland und den USA zeigen auf, dass durch Lebensstil-Intervention das Auftreten eines Typ-2-Diabetes bei Personen mit Übergewicht und einer prädiabetischen Stoffwechsellage in einem Zeitraum von rund drei Jahren um mehr als die Hälfte gesenkt werden kann (Tuomilehto & Erikson 2001, S.1345).

„Die mittleren jährlichen direkten Kosten eines Diabetikers beliefen sich im Jahre 2001 auf Euro 5.262. Die zum Vergleich herangezogenen Nicht-Diabetiker verursachten hingegen Kosten in Höhe von Euro 2.755. Somit beliefen sich die direkten Diabetes-Exzess-Kosten durchschnittlich auf jährlich Euro 2.507 pro Patient. Hochgerechnet auf die Gesamtzahl der Diabetiker in Deutschland von 5,8 Millionen entstanden im Jahr 2001 direkte Diabetes-Exzess-Kosten in Höhe von 14,6 Milliarden Euro. Davon entfielen 12,8 Milliarden auf die Krankenversorgung sowie 1,8 Milliarden Euro auf die Pflegeversicherung. [Außerdem müssen auch indirekte Kosten betrachtet werden:] Diabetiker verursachten im Jahre 2001 durch Arbeitsunfähigkeit sowie Frühberentungen Kosten von Euro 5.019 pro Person. Im Vergleich dazu standen jährliche Kosten eines Nicht-Diabetikers von Euro 3.691. Die indirekten Diabetes-Exzess-Kosten beliefen sich somit jährlich auf Euro 1.328. Die Berechnung dieser Kosten erfolgte nach dem Human-Kapital-Ansatz. Rechnet man diese Zahl auf die Gesamtzahl der Diabetiker hoch, verursachte der Diabetes 7,7 Milliarden Euro indirekte Kosten (Exzess-Kosten-Anteil) im Jahre 2001. Davon entfielen 1,1 Milliarden Euro auf Arbeitsunfähigkeit sowie 6,6 Milliarden Euro auf Frühberentungen." [13]

Die im vorherigen Kapitel angeführten Studien haben belegt, dass es für das Auftreten des Typ-2-Diabetes in Deutschland verschiedene Ursachen gibt. Der DIAB-CORE-Verbund zeigte unter anderem ein starkes Nordost-Süd-Gefälle auf, in Halle gibt es mit 12 % einen fast doppelt so hohen Anteil wie in der Region Augsburg. Regionale sozioökonomische Faktoren haben also ebenfalls eine Auswirkung auf die Gesundheit.

Will man also die Frage nach präventiven Maßnahmen stellen, muss zunächst deutlich gemacht werden, dass Prävention nur Wirkung zeigen kann, wenn sie an dem einzelnen Individuum – unabhängig von seiner sozialen Ausgangslage, der erblichen Vorbelastung, dem augenblicklichen Gewicht (oder Tabak- bzw. Alkoholkonsum) – orientiert ist. Und es muss als Tatsache hingenommen werden, dass Prävention von Diabetes mellitus und eine mögliche Wirkung von Interventionen nur darin bestehen kann, die Geschwindigkeit eines Anstiegs der Diabetesinzidenz zu bremsen, aber langfristig nichts an der absoluten Inzidenz der Erkrankung zu ändern ist (Schneider, Lischinski, Jutzi 1994, S. 932).

Betrachtet man heute das Angebot präventiver Maßnahmen in Bezug auf Diabetes mellitus, sind die Kernaussagen – mal extrem ernst, mal humorvoll verpackt – recht kurz und einfach:

– Achten Sie auf Ihre Ernährung!

– Achten Sie auf Ihr Gewicht!

– Bewegen Sie sich ausreichend!

– Überprüfen Sie regelmäßig Ihren Blutzuckerspiegel!

Als Unterstützung werden Ernährungsberatungen und Blutzuckermesssseminare angeboten bzw. eine Fitness-Club-Mitgliedschaft empfohlen.

Die Frage, wie präventiv diese Empfehlungen sind, muss überprüft werden.

„Die Palette möglicher präventiver Interventionen ist also groß. Ein Hauptdefizit bisheriger Präventionsarbeit besteht jedoch darin, dass verschiedenste Maßnahmen isoliert voneinander, in Einzelinitiativen ohne Abstimmung und Koordination durchgeführt werden, sozusagen nebeneinander und nacheinander existieren. Vieles deutet jedoch darauf hin, dass Prävention vor allem dann erfolgreich ist, wenn Maßnahmen miteinander verknüpft sind, aufeinander aufbauen und in einem konsistenten Kontext stehen." (Weisberg, Kumpfer & Seligman 2003, S. 428)

Eine individuelle Betrachtung des einzelnen Diabetesgefährdeten ist also vonnöten.

Die nachfolgende Abbildung zeigt ein Grundmuster der Gefährdung durch Diabetes mellitus:

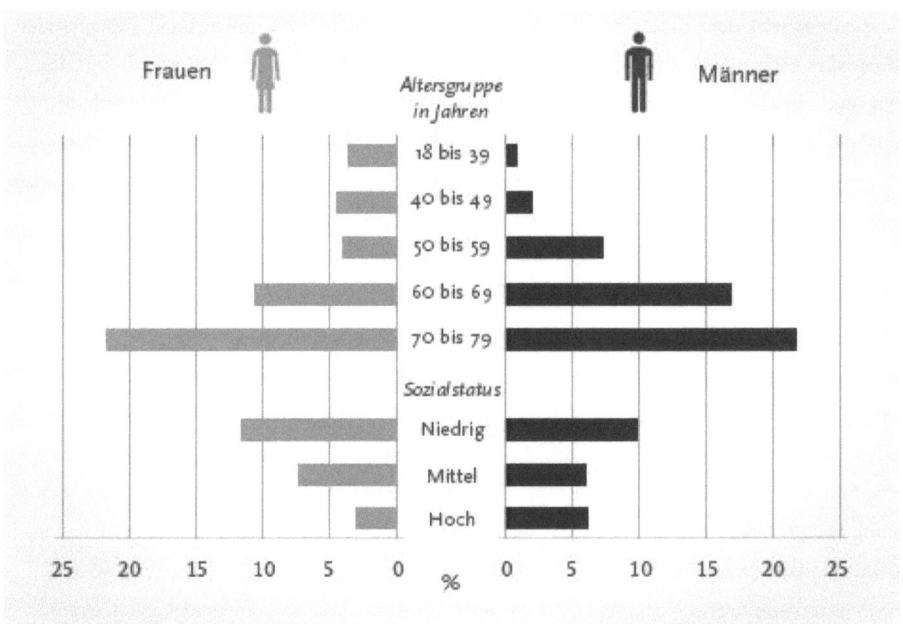

Abbildung 1: Verbreitung von diagnostiziertem Diabetes mellitus – Anteile an der gleichaltrigen Bevölkerung, aufgeschlüsselt nach Altersgruppen sowie nach Sozialstatus

Quelle: © Robert Koch-Institut 2016, Studie DEGS1, Erhebung 2008–2011

Anhand dieser Abbildung wird deutlich, dass Prävention nicht so einfach zu erreichen ist. Präventive Maßnahmen müssen sich sowohl am Alter als auch am Sozialstatus orientieren und dürfen dabei mögliche erbliche Veranlagungen nicht vernachlässigen.

Unsere heutige Gesellschaft ist durch verschiedene Eigenschaften geprägt, die sich im Laufe der Jahre mal positiv, aber auch mal negativ auf das Leben jedes Einzelnen ausgewirkt haben.

Während es vor einigen Jahren noch Normalität war, ein kleines Baby/Kind mit gesüßtem Tee zu versorgen, sehen die heutigen Empfehlungen vor, Kindern möglichst nur stilles Wasser gegen den Durst zur Verfügung zu stellen. Dies ist bereits eine frühe präventive Maßnahme gegen Diabetes mellitus und sollte auch als solche benannt werden.

Andererseits haben sich das Verhalten und der Aktionismus unserer heutigen Kinder/Jugendlichen stark verändert. Immer mehr Zeit wird vor dem Fernseher, dem Gameboy, der PlayStation oder mit dem Handy verbracht. Bewegung gibt es überwiegend nur auf dem Schulweg, manchmal in den Schulpausen oder dem zweistündigen Sportunterricht. Dabei kann von „ausreichend" Bewegung nicht die Rede sein, denn die Zeiten, dass Kinder sich nachmittags zum „Spielen und Toben" trafen, sind aus verschiedenen Gründen vorbei. Eine Einflussnahme – bereits in jungen Jahren – auf das Bewegungsverhalten wäre bereits eine weitere präventive Maßnahme, beispielsweise durch die Teilnahme in sportlichen Vereinen oder das regelmäßige Spazierengehen/Laufen mit Gleichgesinnten. Gleichzeitig sollte bereits in diesen Entwicklungsjahren ein gesundes Essverhalten eingeübt werden, das der großen Anziehungskraft von Fast-Food-Essen entgegenwirkt.

Nach der Jugendzeit verändert sich das Lebensmuster des durchschnittlichen Individuums kaum noch. Aufgrund der Tatsache, dass sich unsere Arbeitswelt immer mehr in Richtung Dienstleistungsgesellschaft entwickelt, werden mehr und mehr Berufe ausgeübt, die überwiegend vor dem Computerbildschirm stattfinden. Auch wenn es dafür Empfehlungen gibt (nach jeder Computerarbeitsstunde sollen beispielsweise 10 Minuten Augenschonzeit eingehalten werden, es soll aufgestanden und sich bewegt werden), werden diese selten umgesetzt und nur wenige Firmen bieten eigene Fitnessräume für einen Ausgleich an. Die Realität zeigt, dass die Menschen morgens aufstehen, mit einem Verkehrsmittel zur Arbeit fahren, nach der Arbeit auf kurzem Weg schnell einkaufen, schnell essen (was nicht mit gesund gleichzusetzen ist) und dann gemütlich den Abend ausklingen lassen (vorzugsweise mit einer Tüte Chips oder Ähnlichem und einem leckeren Getränk). Wenn also präventive Maßnahmen und geübtes Verhalten aus der Kind-/Jugendzeit noch nicht gewirkt haben, müssen spätestens mit dem Einstieg in den Berufsalltag Präventionen eingeübt werden. Anlass könnte dabei beispielsweise die Tatsache sein, dass jeder Patient, unabhängig vom Anlass eines möglichen Arztbesuches, von diesem Hinweise auf seine gesamtkörperliche Situation und Informationen über mögliche Zukunftsentwicklungen erhält.

Je deutlicher einem Diabetesgefährdeten vor Augen geführt wird, was Diabetes mellitus bedeutet und welche nachhaltigen Auswirkungen es hat, desto besser ist die Chance, ihn mit geeigneten Präventionsmaßnahmen zu einer gesünderen Lebensführung zu bewegen. Dabei gilt die Behauptung „Was Hänschen nicht lernt, lernt Hans nimmermehr!" auf keinen Fall. Selbst die Patienten, die erst in höherem Alter an Diabetes mellitus Typ-2 erkranken, können mittels auf sie zugeschnittener Ernährungsberatung und dem frühzeitigen Einsatz einer Blutzuckerselbstkontrolle konkreten Einfluss auf ihren weiteren Lebensweg nehmen.

Bleibt noch der soziale Aspekt zu klären. Die Feststellung, dass Menschen unterer sozialer Gesellschaftsschichten stärker durch Diabetes mellitus gefährdet sind, legt die Vermutung nah, dass das Ernährungs- und Bewegungsverhalten stärker von Faktoren beeinflusst wird, die in ihrer sozialen Rolle behaftet sind. Mögliche Faktoren dafür sind, dass ihre Außendarstellung weniger Einfluss auf ihr Lebensgefühl hat (Fettleibigkeit also eher als Wohlstandsgefühl denn als Manko verstanden wird) und häufig der Glaube vorherrscht, von „ungesunden" Lebensmittel wirkungsvoller satt zu werden. Auch hierbei kann nur eine sehr individuelle Beratung präventiv wirken.

„Prävention kann […] zu Interessenkonflikten führen zwischen dem kollektiven Interessen an bevölkerungsweiten Veränderungen einerseits und den Entscheidungen einzelner Menschen andererseits, die sehr wohl zu dem Schluss kommen können, dass ihr persönlicher Vorteil durch präventives Verhalten vernachlässigenswert ist. Bekanntermaßen lassen sich Personen aber vor allem dann zu Verhaltensänderungen motivieren, wenn die Vorteile, die sie hier durch erringen, wahrscheinlich, erheblich und in nicht zu weiter zeitlicher Entfernung auftreten." (Rose, Khaw & Marmot 2008).

Ein gut strukturiertes – aber auch sehr individualisiertes – Disease-Management-Programm mithilfe des Hausarztes ist bereits dann erfolgversprechend, wenn dem Patienten klargemacht werden kann, dass seine erbliche Prädisposition nicht zu einem eingeschränkten Leben, wie er möglicherweise bei einem älteren Familienangehörigen sieht, führen muss.

7 Fazit

Diabetes mellitus wird als die „Pandemie" des 21. Jahrhunderts angesehen. Die weltweite Bedrohung führte zu meiner eingangs aufgeführten Fragestellung, ob Prävention dies in Deutschland vermeiden kann.

In meiner Arbeit wurde mittels des geschichtlichen Ansatzes aufgezeigt, dass Diabetes mellitus bereits seit dem Altertum bekannt ist. Es ist also keine Krankheit der Neuzeit – nur die Auswirkungen haben sich verstärkt. Durch die Erhöhung des Durchschnittsalters und der Lebenserwartung der Bevölkerung ist nur ein Teilanstieg an Diabeteserkrankungen zu erklären; eine weitere Ausweitung ergibt sich infolge einer Veränderung des menschlichen Verhaltens in den Bereichen Nahrungsmittelaufnahme, Bewegungsmangel und veränderter beruflicher Tätigkeiten.

Während die Prävalenz beim Diabetes mellitus Typ 1 nicht nachweislich ansteigt, sind die Zahlen für den Typ 2 deutlich anwachsend.

Mittels verschiedener Studien und Datenbanken wurden dafür in dieser Arbeit Nachweise erbracht. Gleichzeitig konnte jedoch auch aufgezeigt werden, dass Präventionsmaßnahmen – Disease-Management-Program oder beispielsweise die Blutzuckerselbstkontrolle – positiv wirken können.

Die Fragestellung, die meiner Hausarbeit zugrundeliegt, möchte ich deshalb folgendermaßen beantworten: Eine tatsächliche Vermeidung von Diabetes mellitus – unabhängig von seiner genaueren Klassifizierung – ist nicht möglich. Aber es ist deutlich geworden, dann man den weiteren Anstieg an Erkrankungen beeinflussen kann, wenn

- die Gefährdeten so früh wie möglich über die Gefahren von Diabetes mellitus aufgeklärt, über Präventionsmaßnahmen unterrichtet sowie dabei kontinuierlich begleitet werden und sie dadurch auch gewillt sind, ihre Verhaltensweisen zu überdenken und zu ändern. Besonders wichtig ist, dass sie zur Blutzuckerselbstkontrolle befähigt werden und diese regelmäßig ausführen, um einen Zusammenhang zwischen ihrem Verhalten und der notwendigen Therapie zu verinnerlichen;
- öffentliche Einrichtungen stärker in das Konzept der Prävention eingebunden werden. Das beginnt bei der Aufklärung von werdenden Mütter über Schwangerschaftsdiabetes bis hin zu Ernährungsratschlägen für das Baby/Kleinkind, über gesundes Essen in Kindertageseinrichtungen und Schulkantinen, den Ausbau von sportlichen Angeboten für alle Altersklassen. Dem Bewegungsmangel in der heutigen Dienstleistungsgesellschaft muss dabei besondere Beachtung zuteil werden. Wie regionale und soziale Unterschiede dabei in neue Konzepte einfließen können und müssen, konnte mit dieser Hausarbeit nicht geklärt werden, wäre aber sicherlicht wert, in einer weitere Hausarbeit genauer untersucht zu werden;
- aufseiten der Behandelnden mehr Fachpersonal zur Verfügung gestellt wird, das sich in Form von Diätassistenten, Psychologen und mithilfe einer guten Vernetzung intensiv diesem Themenbereich widmen kann.

Diabetes mellitus wirkt sich nicht nur nachteilig auf die immens gestiegenen Ausgaben im Gesundheitssektor aus, sondern auch auf die Lebensqualität der Betroffenen und muss deshalb zukünftig noch mehr Aufmerksamkeit erhalten.

Persönlich wünschte ich mir für meine Arbeit im Krankenhaus mehr Zeit für dieses Thema, denn nur Blutzucker messen sowie Insulin spritzen und die Patienten ohne weitere Aufklärung nach Hause schicken, werden bei diesem Zukunftsthema unserer Gesellschaft nicht ausreichen.

8 Quellen

8.1 Literatur

Austenat, E.: Das Diabetes-Komplott. ABW Wissenschaftsverlag 2004.

Hien, P.; Böhm, B.; Claudi-Böhm, S.; Krämer, Chr. & Kohlhas, K.: Diabetes-Handbuch. Springer Verlag, 7. vollständig überarbeitete und aktualisierte Auflage 2013.

Icks, A.: Diabetic population in Germany. Relative and attributable risks, in: J Diab compl 25 (2005–2007), S. 90–96.

Kickbusch, I. & Hartung, S.: Die Gesundheitsgesellschaft. Konzept für eine gesundheitsfördernde Politik. Huber Verlag, 2. Auflage 2014.

Mensink G. et al.: Übergewicht und Adipositas in Deutschland. Ergebnisse der Studie zur Gesundheit Erwachsener in Deutschland (DEGS1). Bundesgesundheitsbl 2013; 56, S. 786-794.

Mensink, G.: Ergebnisse der Studie zur Gesundheit Erwachsener in Deutschland, in: Bundesgesundheitsblatt – Gesundheitsforschung – Gesundheitsschutz 2013, S. 609–613.

Rose, G.; Khaw, K.-T. & Marmot, M.: Rose strategy of preventive medicine. Oxford University Press 2008.

Schipf, S. & Maier, W.: DIAB-CORE Consortium. A pooled analysis of five populaation-based studies, in: Diabet Med 30 (2013), S. e78–e86.

Schneider, H., Lischinski, M. & Jutzi, E: Prognosis of diabetic patiens in Northeast Germany, in: Ärztliche Fortbildung (Jena), 1994, S. 925–932.

Schunk: Results from six population based studies in Germany, in: DIAB-CORE Consortium 2012.

Thefeld, W: Prävalenz des Diabetes mellitus in der erwachsenen Bevölkerung Deutschlands, in: Gesundheitswesen 61(S2) (1999).

Tuomilethto, J. & Erikson, J. G.: Prevention of type 2 diabetes mellitus by changes in lifestyle among subjects with impaired glucose tolerance, in: New England Journal of Medicine 344/2001, S. 1343–1350.

von Engelhardt, D.: Diabetes in Medizin- und Kulturgeschichte. Springer Verlag 1989.

Wagner, N.; Bramlage, P.; Göke, B.; Höfler, M.; Kirch, W.; Krause, P.; Küpper, B.; Lehnert, H.; Pittrow, D.; Ritz, E.; Sharma, A.; Tschoepe, D.; Unger, T.; Wittchen, H.-U.: Hochrisikopatient in der primärärztlichen Versorgung – die HYDRA-Studie, in: Journal für Kardiologie – Austrian Journal of Cardiology 2003, Heft 10 (7–8), S. 311–313.

Weissberg, R. P.; Kumpfer, K. L. & Seligman, M. E. P.: Prevention that works for children and youth, in: American Psychologist 58/2003, S. 425– 432.

8.2 Internetquellen

[1] https://www.iqwig.de/.../A05-08_Berichtsplan_Zuckerselbstmessung_bei_Diabetes_melli...

[2] http://www.internisten-im-netz.de/de_diabetes-allgemein-_221.html

[3] http://diabetiker-querfurt.de/diabetes---was-ist-das-.html

[4] https://www.dzd-ev.de/?id=14720

[5] https://www.dzd-ev.de/diabetes-die-krankheit/diabetesformen/typ-2-diabetes/index.html

[6] https://www.dzd-ev.de/diabetes-die-krankheit/therapie-des-typ-2-diabetes/

[7] https://www.dzd-ev.de/diabetes-die-krankheit/diabetesformen/sonstige-formen/index.html

[8] https://www.dzd-ev.de/diabetes-die-krankheit/diabetesformen/sonstige-formen/index.html

[9] Ottawa-Charter_G.pdf, S. 5

[10] www.kup.at/kup/pdf/3491.pdf

[11] http://rin-diabetes.de/news-zum-thema-diabetes/22-regionale-unterschiede-bei-typ-2-diabetes-erkrankungen

[12] www.chance-bei-diabetes.de/fileadmin/user_upload/docs/ROSSO_Deutsch.pdf

[13] www.pmvforschungsgruppe.de/pdf/02_forschung/a_ergebnis_kodim.pdf

9 Abbildungsverzeichnis

Abbildung 1: Verbreitung von diagnostiziertem Diabetes mellitus – Anteile an der gleichaltrigen Bevölkerung, aufgeschlüsselt nach Altersgruppen sowie nach Sozialstatus

Quelle: © Robert Koch-Institut 2016, Studie DEGS1, Erhebung 2008–2011

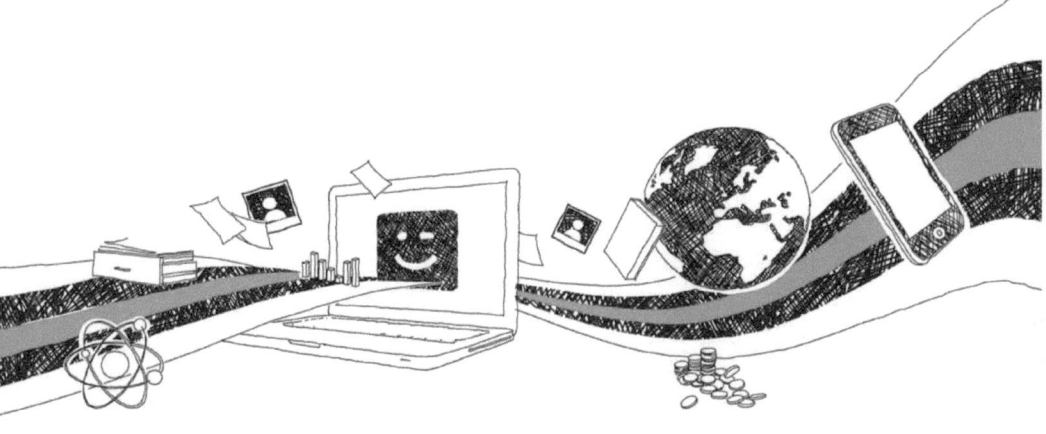
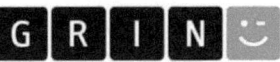